Christoph Schönle

Sportschäden, Belastung und Überlastung der Wirbelsäule im Sport

Der Einfluss des Leistungssportes auf die Wirbelsäule

GRIN Verlag

Bibliografische Information der Deutschen Nationalbibliothek:

Die Deutsche Bibliothek verzeichnet diese Publikation in der Deutschen Nationalbibliografie; detaillierte bibliografische Daten sind im Internet über http://dnb.d-nb.de/ abrufbar.

Impressum:

Druck und Bindung: Books on Demand GmbH, Norderstedt Germany
ISBN: 978-3-640-90758-8

Dieses Buch bei GRIN:

http://www.grin.com/de/e-book/158119/sportschaeden-belastung-und-ueberlastung-der-wirbelsaeule-im-sport

Sportbedingte Schäden der Wirbelsäule

Sport induced damages of the spine

Dr. Christoph Schönle

Arzt für Orthopädie, Chirotherapie, Rehabilitative und Physikalische Medizin, Sportmedizin, Sozialmedizin, Osteopathie (L1)

Inhaltsübersicht

Zusammenfassung

Verschiedene Untersuchungen zeigen eine erhöhte Gefährdung der Wirbelsäule bei intensiver sportlicher Belastung. Während eine gesunde Wirbelsäule selbst durch intensiven Leistungssport kaum geschädigt wird, können bei verschiedenen Fehlformen, Dysplasien (Fehlanlagen) oder Erkrankungen sportartspezifische Erkrankungen auftreten. Ein florider (aktiver) M. Scheuermann oder ein Bandscheibenschaden wird durch Hyperflexion (maximale Vorbeugung) der Wirbelsäule verschlimmert, während bei Hyperextension (maximaler Überstreckung nach hinten) der Wirbelsäule eine Spondylolyse (Gefügelockerung) entstehen kann, wenn gleichzeitig eine Aufbaustörung oder Fehlstellung des Sakrums (Kreuzbeines) vorhanden ist. Allerdings kann auch bei einer gesunden Wirbelsäule eine Spondylolyse durch ständige Hyperextension und gleichzeitige Stauchung, Rotation oder Seitkippung der Wirbelsegmente auftreten. Eine Hyperflexion, verbunden mit einer starken Stauchung oder axialen Belastung kann einen Bandscheibenvorfall auslösen, selbst wenn keine degenerativen Veränderungen vorliegen. Wirbelsäulenschäden können auch durch leichte Traumen (Verletzungen) wie Stürze oder Quetschungen ausgelöst werden.

Summary

Different studies show an increased risk for the spine during intensive sport. A healthy spine normally will not be damaged when participating even in high performance sport, but if deviations, dysplasia or diseases are present, sports specific damages can occur. A Scheuermann´s disease or a lumbar disc degeneration might be deteriorated by repeated hyperflexion movements of the spine, whereas a hyperextension can lead to a spondylolysis, if malassimilation or deviation of the spine or sacrum are existing. Nevertheless a spondylolysis can appear also in a normal and healthy spine, when the hyperextension movement is combined with a high axial load. A hyperextension with additional rotational or side bending forces will have the same effect. A hyperflexion of the spine in combination with a high axial load can induce a disc protrusion or prolaps, even if there are no degenerative lesions. Falling on the buttock and other direct traumata on the spine can also have a harmful influence and induce chronic damages of the spine.

Key words: Spine, hyperxtension, hyperflexion, spondylolysis, damage

Einleitung

Nicht selten klagen Sportler über Rückenschmerzen. In den meisten Fällen des sogenannten "unspezifischen" Rückenschmerzes scheinen weder eine exakte Diagnostik noch eine gezielte Therapie notwendig zu sein, da bei 70% - 80 % der Patienten die Symptome innerhalb von 4 - 6 Wochen verschwinden [1, 2]. 90 % der Patienten sind innerhalb von zwei bis drei Monaten beschwerdefrei [3-5]. Beim Rückenschmerz spielt also die **Spontanheilung** eine beträchtliche Rolle [1, 2, 6-8]. Selbst bei nachgewiesenen deutlichen Bandscheibenvorfällen lassen die Schmerzen und die neurologischen Ausfälle nach einigen Wochen gänzlich nach [9, 10], während das computertomographische Bild unverändert bleibt.

Dennoch ist eine diagnostische und therapeutische Unbekümmertheit fehl am Platz, weil

- das Myelon (Rückenmark), die Cauda oder die Nerven durch eine Bandscheiben- oder Knochen-Kompression irreversibel geschädigt werden können
- sich hinter einer „Lumboischialgie“ bzw. einem "LWS-Syndrom" ernstere Erkrankungen wie Bandscheibenvorfälle, Tumore, ein M. Bechterew [4], abdominelle, gynäkologische oder urologische Erkrankungen, Aortenaneurysmen [11] oder andere Krankheiten verbergen können.
- Rückenschmerzen chronifiziert und damit oft unheilbar werden können.
- bei ständiger Über- oder Fehlbelastung im Sport Dauerschäden entstehen können

Klassifizierung chronischer Rückenschmerzen

Für die Therapie, Verlaufsbeobachtung, Prognose und Begutachtung ist folgende Unterteilung der Ursachen von Rückenschmerzen – bei neurologischen Störungen jeweils mit dem Zusatz der betroffenen Nervenwurzel - hilfreich [5, 12]:

- **arthrogen** („Blockierungen“; Reizung oder Verschleiß der kleinen Wirbelgelenke)
- **knöcherner Kontakt** (M. Baastrup, Nearthrose (Neugelenk) beim hypertrophen Querfortsatz)
- **Bandscheibenverschleiß** (Osteochondrose)
- **Instabilität** (Gefügelockerung, Spondylolyse (einseitige Lockerung) mit Drehgleiten, Spondylolisthesis (Wirbelgleiten), Z.n. Bandzerrung oder -Riss)
- Bandscheiben**protrusion (=Vorwölbung),** Schmerz bei Quellung der Bandscheiben, Reizung der dorsalen Spinalnerven)

- Bandscheiben**prolaps (=Vorfall)** bzw. **-Sequester**
- andere Ursachen (angeborene oder erworbene Defekte, Spina bifida etc.)
- Erkrankungen der **Iliosacralfuge** (Blockierung, Entzündung)
- **rheumatische** Krankheiten (Chronische Polyarthritis, Psoriasis, Gicht, M. Bechterew etc.)
- **Knochenstoffwechsel**krankheiten (Osteoporose, Osteomalazie etc.)
- **entzündliche** Veränderungen
- **Unfallbedingte** Veränderungen
- **Neurologische** Erkrankungen (Syringomyelie, Neurofibromatose etc.)
- **Tumore**

Häufig führen Ursachen-Ketten zur Verstärkung der Schmerzen bei anfangs nur geringen Beschwerden (z.B.: Bandscheibendegeneration mit daraus folgender Gefügelockerung und Wirbelgelenksarthrose). Auch Kombinationen aus mehreren Störungen sind möglich.

Eine falsche Indikationsstellung zur Bandscheibenoperation lässt meistens diese Einteilung außer Acht [13, 14]. Gerade bei Patienten, bei denen die ganze Wirbelsäule degenerativ (z.B. Osteochondrose) und/oder statisch (z.B. Skoliose) verändert ist, muss exakt diagnostiziert werden, in welchem Segment welche Ursache (Gefügelockerung; Bandscheibenschäden oder andere) die Schmerzen hervorruft.

Die **Wirkung des Sportes** auf die Wirbelsäule wird sehr divergent beschrieben. Hochleistungssportler leiden nicht selten unter chronischen Rückenschmerzen. Unsportliche Menschen versuchen dagegen, gerade durch ein Kraft- oder Ausdauertraining ihr Rückenleiden zu besiegen.

Nicht selten liegen positive und negative Effekte der sportlichen Aktivität bei Menschen mit chronischen Rückenschmerzen dicht neben einander: Ist es einem vom Rückenschmerz geplagtem Menschen gelungen, seine Beschwerden durch ein intensives Rumpfmuskeltraining zu besiegen, so kann eine einzige falsche Übung die Früchte einer monatelangen Behandlung in wenigen Sekunden vernichten (s. Abb. 4).

1. Positive Wirkungen von Sport auf die Wirbelsäule

1.1 Sport als Therapie bei Skoliosen (seitliche Wirbelsäulenverkrümmungen)

Schon vor über 150 Jahren wurde der redressierende und korrigierende Einfluss der Muskulatur auf Verkrümmungen der Wirbelsäule festgestellt, wobei man in deutschen Landen die Bewegungen "am besten nach militärischem Commando" vornehmen sollte, damit sie "recht exact ausgeführt werden" [15]. Heute wird neben der symmetrischen Muskelstärkung auch der kardiopulmonale Trainingseffekt des Sportes berücksichtigt, da bei Skoliosen die Lungenfunktion in Abhängigkeit von der Ausprägung der Deformität eingeschränkt ist [16].

1.2 Sport als Mittel zur Prävention der Osteoporose

Der Muskelanspannung kann ein knochenstimulierender Effekt zugesprochen werden: Kraftsportler haben eine höhere Knochendichte als Normalpersonen [17] [18] [19] [20] [21]. Allerdings zeigen nur die in der entsprechenden Sportart eingesetzten Körperregionen eine höhere Knochendichte [22]. So besteht an der Wirbelsäule ein Zusammenhang zwischen der Fläche der paraspinalen Muskulatur und der Knochenmasse der Wirbelkörper [19]. Auch bei Frauen in der Postmenopause besteht eine Korrelation zwischen der Knochendichte und der isometrischen, noch stärker der isokinetischen Rumpfmuskelkraft.

Auch vertikale Gewichtsbelastungen (Sprünge etc.) bei bestimmten Sportarten bewirken eine vermehrte Knochendichte [23]. Volleyballspieler haben eine höhere Knochendichte im Calcaneus (Fersenbein) und in der Wirbelsäule [24] als Untrainierte; bei Basketballspielern ist nur der Calcaneus knochendichter [25].

1.3 Kraftsport als Therapie bei Rückenschmerzen

Das Muskelaufbautraining, das schon zu Zanders Zeiten als "Zimmergymnastik" bekannt war [15], ist heute ein effizienter Baustein der Physiotherapie. Das Krafttraining der Rumpfmuskeln bewirkt:

- eine Stabilisation der Wirbelsäule, vor allem beim Tragen von Lasten [26]. Der M. quadratus lumborum stabilisiert die Wirbelsäule noch effektiver als der M. erector spina, möglicherweise durch die bessere Hebelwirkung.
- eine Reduzierung der Rückenschmerzen, vor allem, wenn noch keine stark pathologischen Veränderungen im Bereich der Wirbelsäule festzustellen sind [27].

- eine effiziente Bauchpresse, welche die Wirbelsäule beim Tragen von Gewichten deutlich entlastet [28] [29]. Das Prinzip gleicht einem hydraulischen Wagenheber: Der durch die Bauchmuskeln erhöhte Druck im Bauchinnenraum hebt die Wirbelsegmente leicht an, wodurch die Wirbelsäule entlastet wird [30]. Vor allem bei Seit- und Dreh-, aber auch bei Streckbewegungen wird die Wirbelsäule durch Pressatmung stabilisiert [31]. Zur Erhöhung des Druckes im Bauchraum tragen Gewichtheber einen festen Ledergurt [31].
- sehr gute Erfolge bei der Behandlung von Bandscheibenschäden, wenn es gelingt, durch die therapeutischen Übungen die Wirbelsäule zu stabilisieren [5].

2. Negative Effekte des Sportes auf die Wirbelsäule

Auf die Beschreibung der akuten Verletzungen der Wirbelsäule inklusive der Querschnittslähmungen muss hier verzichtet werden.

2.1 Chronische Rückenschäden durch Sport (?)

Eine erhöhte Rate von lumbalen Rückenschmerzen wurde bei Schulkindern gefunden, die entweder verstärkt am Wettkampfsport teilnahmen - oder eher inaktiv waren und häufiger Fernsehen sahen [32]. Kinder mit Rundrücken trieben jedoch weniger Sport als Gleichaltrige mit gesunder Wirbelsäule [33]. Bei den jugendlichen Sportlern konnte ein gewisser Zusammenhang zwischen der Dauer des Trainings und der Häufigkeit der Rückenschmerzen gefunden werden.

Andere Autoren fanden keinen signifikanten Unterschied in der Häufigkeit von lumbalen Rückenschmerzen bei Sportlern und Nichtsportlern [32].

Rückenschmerzen bei sportlicher Betätigung können vielfältige Ursachen haben:
Harmlose Beschwerden wie Blockierungen (alle Sportarten), Überanstrengung der Rumpfmuskeln (Kraftsport, Ringen) oder Verspannungen bei langdauernder Halteposition in Fehlhaltung (Rennradfahren, Segeln, Surfen). Diese Beschwerden sind meist bald wieder verschwunden.

Allerdings stellt sich die Frage, ob der Sport die Wirbelsäule schädigen kann. Zwillingsuntersuchungen ergaben bei Ausdauersportarten keine Unterschiede in der

Bandscheibendegeneration, beim Krafttraining war der Bandscheibenverschleiß in Höhe der Brustwirbel 6 - 12 erhöht [34]. Handballspieler und Triathleten hatten eine im Vergleich zu Durchschnittsbevölkerung leichte Zunahme an degenerativen Wirbelsäulenveränderungen, allerdings litten sie nur in geringem Maße an Beschwerden [35]. Auch bei anderen Leistungssportlern zeigen sich im Erwachsenenalter frühe Bandscheibenschäden, Osteochondrosen, eine erhöhte Spondylolyserate oder andere Veränderungen.

Wie im Folgenden dargelegt wird (s. Tab. 1), sind viele dieser anatomischen Veränderungen auf Verletzungen oder Überlastungen der jugendlichen Wirbelsäule, die auf eine Belastung noch empfindlich reagiert, zurückzuführen [36] [37] [32] [38].

2.2 Diagnostik von Rückenschmerzen

Die Diagnostik der Wirbelsäulenbeschwerden bei Sportlern ist einem Wandel unterzogen. In den früheren Jahren wurde das diagnostische Augenmerk auf die statischen Veränderungen der Wirbelsäule wie Unregelmäßigkeiten der Grund- und Deckplatten der Wirbelkörper, Randzacken, Weite der Bandscheibenzwischenräume gelegt [39], wobei sich allerdings zunehmend herausstellte, dass derartige Veränderungen oft mit der Beschwerdesymptomatik (selbst im Hochleistungssport) nicht korrelierten und mitunter sogar überhaupt keinen Krankheitswert hatten.

Heute rückt mehr der funktionelle Aspekt in den Vordergrund, der klinisch durch die Prüfung der segmentalen Hyper- und Hypomobilität, röntgenologisch durch die Funktionsaufnahmen geprüft werden kann. Eine elegante und übersichtliche Methode, die röntgenologischen Segmentbewegungen bei maximaler Vor- und Rückneigung oder bei Links- und Rechtsseitneigung zu beurteilen, ist die Animation der Röntgenbilder [40]. Hier können nicht nur das Ausmaß der segmentalen Wirbelkörperverschiebung im Vergleich zu den benachbarten Segmenten, sondern auch kleine Veränderungen (Sklerosierungen, Spaltbildungen etc.) schnell gesehen werden. Zudem kann erkannt werden, ob sich die Wirbelsäule harmonisch entfaltet oder ob Areale mit Hyper- und Hypomobilitäten vorhanden sind.

Bei der Diagnostik von Rückenschmerzen bei Sportlern sind zwei Blickwinkel sinnvoll (s. Abb. 1):

- die "pathologische" Perspektive, bei der das betroffene Wirbelsegment und die entsprechende Störung möglichst exakt diagnostiziert werden
- die "funktionelle" Perspektive, bei der die ganze Wirbelsäule (Statik, Haltung usw.) und das Umfeld (Muskulatur, angrenzende Körperpartien, Gelenke) betrachtet werden.

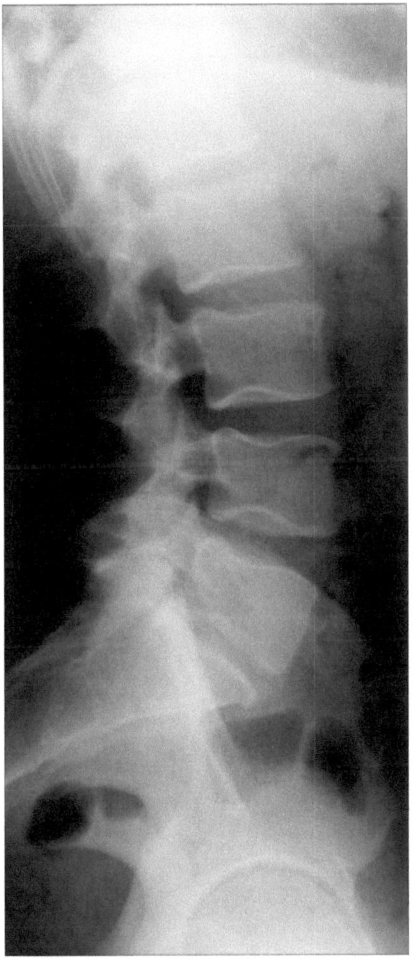

Abb. 1

Seitliche Röntgenaufnahme der Lendenwirbelsäule eines 49-jährigen ehemaligen Gewichthebers (früher internationale Spitzenklasse: Stemmen 190 kg, Kniebeugen mit 260 kg). Jetzt ist er beruflich zu langem Stehen gezwungen (Chirurg), dabei treten zunehmend Schmerzen in der LWS auf. Die erstaunlich geringen pathologischen Veränderungen (geringe

Spondylarthrose LW 5/SW1 mit kleinem Spondylolysespalt) allein erklären die Beschwerden nicht. Vielmehr ruft die deutliche Hyperlordose, welche durch einen massiven Muskelwulst der lumbalen Rückenstrecker verstärkt wird, die Beschwerden hervor. Da der Sportler in seiner Karriere niemals ein Bauchmuskeltraining durchgeführt hat, besteht außerdem ein starkes muskuläres Ungleichgewicht. Durch ein intensives Bauchmuskeltraining verschwanden die Beschwerden nach wenigen Wochen.

Die funktionelle Diagnostik prüft unter anderem die harmonische Biegung der Wirbelsäule bei Extension/Flexion. Diese kann pathologisch gestört sein:

- durch einen unbeweglichen, fixierten Abschnitt (fixierte Skoliose, Blockwirbel, knöcherne Randzacken, Spondylarthrose etc.). Die Folge davon ist eine vermehrte Belastung der Segmente ober- und unterhalb der versteiften Strecke, was langfristig zur Überlastung und Instabilität führt
- durch eine Hypermobilität bzw. Instabilität und damit vermehrte Aufklappbarkeit in einem Segment (Gefügelockerung, Spondylolyse, Spondylolisthese etc., s. Abb. 2)

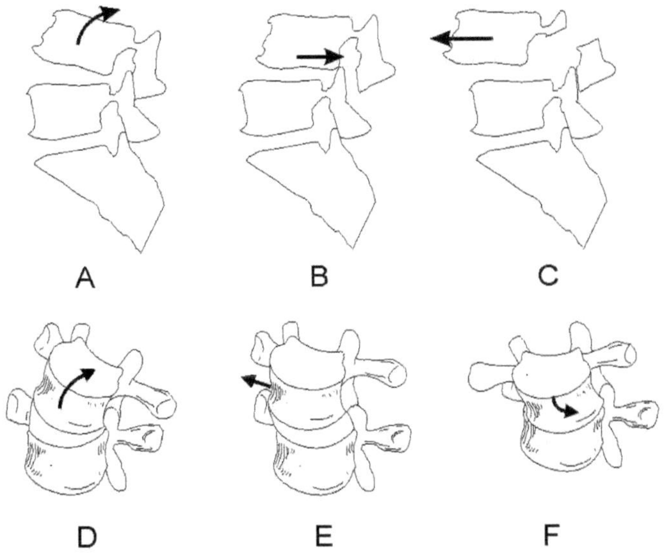

Abb. 2

Verschiedene Instabilitätserscheinungen an der LWS, die mit der Animation der Röntgenbilder [40] gut erkannt werden können.

Je nachdem, wieviel der drei kraftübertragenden Wirbelsäulenpfeiler (Bandscheibe und beide Wirbelgelenke) instabil sind, resultiert eine bestimmte Form der Instabilität. Ist der vordere "Pfeiler", also die Bandscheibe und die dazugehörigen Bänder locker, dann resultiert eine vermehrte Aufklappbarkeit (A) oder Kippung (D) des Segmentes bei Bewegungen. Sind zusätzlich auch die Bänder der beiden hinteren Pfeiler (Wirbelgelenke) locker, rutscht der Wirbelkörper in verschiedene Richtungen (B, E). Ein Rutschen nach vorn ist hier nicht möglich, weil die knöchernen Wirbelgelenke dies verhindern. Wenn nun auch die knöchernen Anteile defekt sind (C, F), entsteht ein Wirbelgleiten nach vorn (C), oder, wenn nur ein Wirbelgelenkfortsatz defekt ist, ein Rotationsgleiten (F).

Neben der funktionellen Diagnostik der Wirbelsäulenbeweglichkeit muss bei Skoliosen, beim M. Scheuermann und anderen progredienten Erkrankungen das Krankheitsstadium und die Progredienz überprüft und regelmäßig kontrolliert werden. Auch entzündliche Prozesse dürfen nicht übersehen werden: Bei Orientierungsläufern beispielsweise kann die erhöhte Rate an rheumatischen Rückenschmerzen [41] mit einer Lyme-Borreliose zusammenhängen.

Sportart Probanden	Autor	n	Alter (Jahre)	Diverse	Osteo-/S.A.	S.lyse/-listhese	M. Sch.
Gewichtheber, nationale Spitzenklasse,	[42]	70	20 - 70	Rundrücken 57,1%; nur 2 Sportler hatten Kreuzschmerzen		4,2%	10 %
Speerwerfer Spitzenklasse (90 m Weite)	[43]	20	Ø: 33	Skoliosen von weniger als 15°: 75 %	60 %	20 %	
Turnen Kaderturner	[44]	24	19 - 31	Rundrücken: ♂: 66,6 %, ♀: 16,7%. Skoliosen ♂: 25 %; ♀: 33,3 % Spina bifida: 8,3 %	12,5 %	♂: 25 % ♀: 8.7 %	25%
Leistungsturner, keine Beschwerden	[36]	50	9 – 16	Spina bifida 56 % Bandscheiben-erniedrigung 16 %	0	0	50 %
Turnerinnen, A-Kader	[45]	24	20 - 41 Ø: 26,2	Skoliose 10-20°: 16,6 %	20,8 %	37,5 %	
Hochleistungs-turner	[37]	29	13 – 29 Ø: 19	Skoliose 6,9 %	17,2 %	20,7 %	41,4 %
Hochleistungs-turnerinnen	[37]	20	13 – 21 Ø: 16,5	Skoliose 20 %	5 %	5 %	20 %
A - C-Kader,	[46]	♂: 75		Skoliose < 10°		♂:	

Kunstturner im Verein		♀: 99		♂: 14,6 % ♀: 13,3 % Spina bifida ♂: 34 %; ♀: 6 %		26,6 % ♀: 16,1 %	
Leistungsturner	[47]	♂: 22 ♀: 25				♂: 18,2 % ♀: 24,0 %	
Wettkampfgymnastik	[48]	♀: 16	Ø: 14,5	18 % gelegentlich Rückenschmerzen, 50 % Flachrücken, 56 % Skoliose (drei davon stark)			
Rennruderer Spitzensport	[49]	45	Ø: 21,2	Skoliose über 10° : 57,7 %; Rundrücken: 28,2 %; Rückenschmerzen: 38,8 %	48,8 in der BWS	8,8 %	57,7 %
Schwimmen Hochleistungsschwimmer ♂	[37]	21	16 – 21 Ø: 18,4	Skoliose 42,8 %		0	23 %
Hochleistungsschwimmer ♀	[37]	20	14 – 23 Ø: 17,7	Skoliose 40 %		10 %	40 5 %

Tab. 1

Prozentuale Verteilung von Wirbelsäulenveränderungen und Spondylolyserate bei untersuchten Sportlerpopulationen in verschiedenen Sportarten (weitere Tabellen s. [50] [51]).

Osteo-/S.A..= Osteochondrose oder Spondylarthrose. S.lyse/-listhese.= Spondylolyse oder Spondylolisthese. M. Sch. = Morbus Scheuermann. Ø: Mittelwert. ♀: weiblich. ♂: männlich.

2.3 Spondylolyse, Spondylolisthesis (Gefügelockerung, Wirbelgleiten) im Sport

Die Spondylolyserate in der Normalbevölkerung ist abhängig vom Alter; sie liegt bei jungen Erwachsenen (17 – 30 Jahre) zwischen 5 und 15 % [37] [50] [36] [51] [52], wobei auch genetische Einflüsse eine Rolle spielen. Bei den Menschen der letzten Jahrtausende lag die Spondylolyserate zwischen 6 und 33 Prozent, während beispielsweise in der Merowingerzeit die Alemannen nur eine Spondylolyserate von.3,8 % aufwiesen [53].Bei Eskimos wurde eine

Spondylolyserate von über 50 % gefunden [52]. Neben der Annahme, dass die Spondylolysen nach chronischer Überlastung als Ermüdungsfrakturen der Interartikularportion entstanden sind, werden auch angeborene Schäden diskutiert, da nicht selten röntgenologische Dysplasiezeichen der Wirbelsäule zu erkennen sind (Literatur s. [54]).

Eine Spondylolyse ist vorwiegend im Segment Lendenwirbel (LW) 5/Sakralwirbel (SW) 1, etwas weniger häufig auch in Höhe LW 4/5 lokalisiert. Die Häufigkeit nimmt zur oberen Lendenwirbelsäule hin ab. Nur bei 0,2 - 1,5 % aller Menschen ist LW1/2 und LW 2/3 betroffen. Bei einer Spondylolyse in der oberen Lendenwirbelsäule (LWS) liegen meistens weitere Deformitäten wie eine Spina bifida, Facetten-Hypoplasie, Hemisakralisation, Skoliosen oder thorakale Kyphosen vor. Ganz selten sind auch mehrere Wirbelsegmente von einer Spondylolyse befallen [55].

Eine hohe Spondylolyserate wurde bei Speerwerfern, Diskuswerfern, Tennisspielern, Gewichthebern, Kunstturnern, Turmspringern und Fallschirmspringern gefunden [56] [57]. Es bleibt zu fragen, ob die Lyse tatsächlich durch den Sport entstanden ist. Fraglich bleibt außerdem, auch im Hinblick auf die Ursachenforschung, ob die Spondylolyse durch den Sport verschlimmert wird. Bei Leistungsturnern wurde nach 5 - 6 Jahren Training nur eine geringe Zunahme der Häufigkeit der Spondylolyse um 9,1 % (Turner) und um 8 % (Turnerinnen) festgestellt. Bei Speerwerfern der Spitzenklasse trat in einem Untersuchungszeitraum von 10 Jahren keine neue Spondylolyse/-listhese auf [43] und eine alte Spondylolisthese verschlechterte sich auch 20 Jahre nach Beendigung des Hochleistungs-Speerwerfens nicht oder nur geringfügig [57]. Zudem hatten alle diese Sportler nur eine Spondylolisthesis geringen Grades und viele waren auch nach 20 Jahren beschwerdefrei.

Bei den Turnern/-innen mit unauffälligen Röntgenbildern entwickelten sich auch nach langjährigem Hochleistungstraining keine morphologischen oder funktionellen Störungen der Wirbelsäule [47]. Alle Turnerinnen, bei denen die Entwicklung einer Spondylolyse beobachtet wurde, wiesen Störungen des lumbosacralen Überganges auf [47].
Eine Fehlform oder Dysplasie der LWS scheint das Auftreten einer Spondylolyse zu begünstigen.

Abgesehen von den Fehlformen wird diskutiert, ob nicht doch schon allein ein chronisches Hyperlordosierungstrauma zu einer Überlastung der Gelenkfortsätze führt, wodurch eine

Spondylolyse im Sinne einer Ermüdungsfraktur entstehen kann [57]. Experimentelle Untersuchungen zeigten, dass eine vertikale Kraft, die eine Verschiebung zweier Wirbelkörper provozieren soll, selbst bei 250 kp keine Spondylolyse hervorruft. Ist diese Krafteinwirkung aber verbunden mit einer Hyperextension der Wirbelsäule, dann ist schon bei 200 kp ein Bruch der Interartikularportion herbeizuführen [58]. Dies liegt daran, dass es in Hyperextension zu einem Anstoßen der kaudalen Gelenkfortsätze von LW 4 auf die Interartikularportion von LW 5 kommt, wodurch – ähnlich wie bei einem Meißel - starke Biegekräfte in diesem Bereich entstehen. Die Lordosierung erhöht also die Biegebeanspruchung der Interartikularportion [57]. Außerdem war die Stauchung im Segment LW5/SW1 immer größer als in den darüber liegenden Wirbelsegmenten, besonders bei Lordosierung [57]. Die Praxis bestätigt diesen Mechanismus der Schädigung: Turnerinnen mit Rückenbeschwerden gaben ausnahmslos Schmerzen bei der Hyperextensionsbewegung an [45].

Die Bruchgefahr der Interartikularportion vergrößert sich, wenn sie in einem flacheren Winkel als der darüber liegende Gelenkfortsatz liegt oder wenn eine Spaltbildung bzw. eine Dysplasie vorliegen [58].

Möglicherweise erhöht eine zusätzliche Rotation (Drehbewegungen bei Überschlägen, Schrauben etc.) bei maximaler Hyperextension die Kompressionswirkung auf die Wirbelgelenke [45]. Auch eine Seitverbiegung der LWS erhöht den Druck auf die Facetten.

Extremformen der Wirbelsäulenbeweglichkeit sind bei den sog. Kautschukmenschen zu finden. Hier wurden als Spätfolge des intensiven Dehnungstrainings ein M. Scheuermann gesehen [39]. Vor allem aber das Wirbelgleiten der unteren LWS, das im Verlauf einer „Schlangenmenschen"-Karriere eintreten und sich erheblich verschlimmern kann, lässt eine mechanische Komponente bei der Entstehung und Verschlimmerung wahrscheinlich werden [48].

2.4 M. Scheuermann im Sport

Bei 40,5 % der Kanuten, Basketballern, Volleyballern, Judoka und Turnern wurde M. Scheuermann gefunden, wobei fast die Hälfte davon schwerere Formen aufwies [59]. Die Häufigkeit in der Bevölkerung wird sehr unterschiedlich angegeben. Je nach Autor werden die Veränderungen etwas anders klassifiziert; manchmal werden nur schwere, ein anderes

Mal schon geringe Veränderungen der Wirbelkörper oder geringe Unregelmäßigkeiten der Abschlussplatten als M. Scheuermann definiert. Nur so ist es verständlich, dass die Erkrankungsrate in der Normalbevölkerung zwischen 5,2 – 64 % variiert (Literaturübersicht s. [37]). Legt man strengere diagnostische Maßstäbe an, dann dürfte der M. Scheuermann in der Bevölkerung unter 10 % zu finden sein. Einige der bei Untersuchungen über Sportler angegebenen hohen Raten des M. Scheuermann [36] wären dann sicher geringer.

Als M. Scheuermann sollte das Auftreten von mindestens drei keilförmigen Wirbelkörpern in der LWS oder BWS und das Auftreten von einem oder zweier folgender Symptome definiert werden [59]:

1. Kyphose der BWS
2. Unebene oder gewellte Grund- oder Deckplatte des Wirbelkörpers
3. Schmorl'sche Knötchen

Der schädliche Einfluss einer körperlichen Belastung auf das floride Stadium des M. Scheuermann wurde vielfach beschrieben. Ein Bericht über Zwillingsschwestern im Alter von 13 Jahren zeigte, dass beide Schwestern gleichartige Veränderungen auf dem Röntgenbild im Sinne eines M. Scheuermann aufwiesen. Nur bei derjenigen, die sportlich aktiv war (täglich bis zu 2 Stunden), traten jedoch Schmerzen und eine Verschlimmerung der Kyphose auf [60].

Selbst bei abgelaufenem M. Scheuermann verschlechterten sich die röntgenologischen Veränderungen sogar im Laufe der nächsten 5 Jahre bei 80 % dieser Sportler. Damit treten degenerative Veränderungen bei diesen Sportlern 10 bis 20 Jahre früher auf als bei der Normalbevölkerung.
Blazek ist daher der Meinung, dass Leistungssportler mit einem M. Scheuermann vom Leistungssport ausgeschlossen werden sollten, um sie vor weiterer Schädigung zu schützen [59].

Dabei ist für die Beurteilung der Sportfähigkeit beim M. Scheuermann vor allem das Stadium der Erkrankung ausschlaggebend [51]. Während in der akuten Phase Sprungdisziplinen, Turnen und Radfahren als Leistungssport die Schäden verschlimmern können, sind diese Sportarten nach Abklingen der Krankheitsschübe wieder erlaubt. Druck- oder Stauchbelastungen der Wirbelsäule (Rudern, Gewichtheben, Trampolin, Turmspringen,

Sprungdisziplinen) und Mikrotraumatisierungen (Judo, Turnen, Mannschaftssportarten) sind im akuten Stadium ungünstig.

Aber auch beim abgelaufenen M. Scheuermann mit einer mehr oder weniger starken Kyphose bleibt die Belastbarkeit der Wirbelsäule unklar. Die hohe Rate des M. Scheuermann und des Rundrückens beim Rudern könnte mit der ständigen Kyphosierung der Brustwirbelsäule (BWS) zusammenhängen. Häufige degenerative Veränderungen der mittleren und unteren BWS bei dieser Sportart stützen diese Annahme. Immerhin wird beim Ruderzug eine Belastung auf die Wirbelsäule ausgeübt, die dem Anheben einer 50 kp schweren Last mit gebeugtem Oberkörper entspricht [49]. Auf übermäßige Kyphosierungen der BWS (Radfahren, Segeln, Rudern) und Hyperlordosierungen der LWS (Delfinschwimmen) sollte ebenfalls verzichtet werden [61]. Auch Gewichtheben wird in allen Phasen des M. Scheuermann als nicht empfehlenswert beschrieben [51].

2.5 Iliosakralgelenk im Sport

Beschwerden im Bereich der Iliosakralfuge können bei den verschiedensten Sportarten (Werfen, Sprint, Tennis u.a.) auftreten. Häufig sind Blockierungen, oft auch statische Probleme bei Beinlängendifferenzen oder Achsfehlstellungen ein dankbares Aufgabengebiet für eine erfolgreiche Therapie. Nicht vergessen werden darf bei bleibenden Beschwerden ein M. Bechterew. Auch chronische Traumatisierungen oder andere Überlastungen sind möglich. Während ein Röntgenbild im Allgemeinen keine Veränderungen aufweist, kann bei einer Knochenszintigraphie mitunter eine massive Anreicherung festgestellt werden [62].

2.6 Wird eine Skoliose verursacht oder verschlimmert durch Sport ?

Die Skolioserate von Patienten mit Verkrümmungen über 15° liegt in der Gesamtbevölkerung bei 0,5 % [63].

Die Frage, ob durch ein intensives Training eine Skoliose ausgelöst oder verschlimmert werden kann, ist bis heute nicht geklärt. Häufungen von Skoliosen wurden bei Turnern, Stabhochspringern, Speerwerfern, Basketballspielern, Ruderern und Schützen beschrieben [64]. Es bleibt aber fraglich, ob durch eine einseitige Rumpfbeanspruchung eine Skoliose ausgelöst werden kann. Zwar wiesen 75 % von 20 untersuchten Speerwerfern eine skoliotische Haltung von weniger als 15° nach *Cobb* auf, diese Verkrümmung verschlechterte sich aber im Laufe von 10 Jahren nicht [43]. Die hohe Anzahl von Skoliosen im Rudern ist durch eine einseitige Belastung nicht zu erklären, da diese Veränderungen sowohl bei Riemen- wie bei Skull-Ruderern in gleicher Häufigkeit auftraten [49]. Interessant ist der Hinweis, dass 2 von 16 Wettkampfgymnastinnen der Nationalklasse zu dem Leistungsport über das Skoliosespezialturnen Zugang gefunden hatten [48].

Auch bei Patienten mit einer Skoliose von mehr als 10° zeigte sich keine Korrelation zwischen der Schwere der Skoliose und der Intensität der sportlichen Belastung [65]. Selbst bei 15 jugendlichen Wettkampfsportlern mit einer wöchentlichen Trainingszeit von 6,5 Stunden verschlechterte sich die Skoliose nach 1,5 Jahren nur in zwei Fällen, und zwar nicht mehr als 10°. Nur bei einem Tennisspieler mit einer Skoliose von 32° traten während des Tennisspielens gelegentlich Beschwerden auf [65].

Empfehlungen zur sportlichen Betätigung von Patienten mit idiopathischen Skoliosen [66].

Skoliosen von 10°-20°

- Alle Sportarten sind möglich
- Eine spezielle Empfehlung ist nicht erforderlich
- Die aktive Schulsportteilnahme wird empfohlen
- Die Zeit des Sportausübens wird auf die Zeit angerechnet, die sonst für krankengymnastische Übungen aufgewendet wird.

Skoliosen von 21° - 40°

- Alle Sportarten sind grundsätzlich möglich, wobei darauf geachtet werden muss, dass es zu keiner Stoßbelastung der Wirbelsäule kommt
- Die aktive Schulsportteilnahme wird empfohlen
- Während des Sportausübens kann auf das Tragen der Orthese verzichtet werden

Nicht empfehlenswert ist hier folglich Trampolinspringen (besonders stauchend ist das Aufkommen im Langsitz), Weitsprung, Dreisprung, die Stemmphase beim Hochsprung, hohe Abgänge vom Reck, Kasten, Barren, Aufkommen nach einem Salto oder Überschlag und andere Sportarten mit stauchender Komponente auf die Wirbelsäule. Zwar werden Volleyball und Basketball ebenfalls als nicht empfehlenswert angegeben [66], jedoch stellt hier die aktive Wirbelsäulenaufrichtung beim Korbwurf, Blocken oder Schmettern einen positiven

Effekt dar, der bei jeder physiotherapeutischen Behandlung erwünscht wäre. Das Aufkommen nach einem Sprung beim Volley- und Basketball wird außerdem von der elastischen Muskulatur der Beine so gut abgefedert, dass keine Stauchbelastung auf die Wirbelsäule eintritt. So entspricht das weiche, federnde Aufkommen bei einem Sprung aus 50 cm Höhe nur 1/10 derjenigen Wirbelsäulenbelastung, die beim Anheben eines 50 kp schweren Gewichtes auftritt [51]. Selbst bei guten Volleyballspielern, die eine Sprunghöhe von 70 – 90 cm erreichen, wird beidbeinig abgesprungen, und die Landung wird ebenfalls durch die Gelenke **beider** Beine weich abgefedert. Die Stauchbelastung ist beim Dreisprung, bei dem aus maximaler Laufgeschwindigkeit der Sprung in die Höhe und Weite nur mit einem Bein abgefangen werden muss, viel höher. Ähnliches gilt auch für den Hochsprung, da hier der Stemmschritt in die Höhe einbeinig erfolgt.

Wesentlich schlimmer für die Wirbelsäule als die Sprünge im Sport ist das unvorbereitete Absacken des Körpers aus einer Höhe von 3 – 5 cm, das auch beim Spazierengehen auftreten kann (s. Kapitel 3.2.).

Skoliosen über 41°

- Sport wird unter Berücksichtigung der Tatsache empfohlen, dass Rücksicht auf eine eventuelle kardiopulmonale Beeinträchtigung oder andere Risikofaktoren genommen wird
- Ansonsten gelten die selben Empfehlungen wie bei Skoliosen von 21 – 40°

2.7 Sport nach Spondylodesen (operativen Wirbelsäulenversteifungen)

Bei den meisten Spondylodesen werden neben der Stabilisierung durch das Metallimplantat zusätzlich Knochenspäne angelagert. Nach Abschluss der Knochenheilung dieser Späne - etwa nach einem halben Jahr - sollte eine radiologische Kontrolle erfolgen, um die Festigkeit der Spondylodese-Strecke zu prüfen. Danach sind, entsprechend der im Folgenden aufgeführten Einschränkungen, fast alle Sportarten durchführbar.

Ein Patient, bei dem wegen einer schmerzhaften Bandscheibenprotrusion eine Spondylodese LW 5/SW 1 mit Schrauben und Knochenzement erfolgte, konnte in den folgenden 7 Jahren mehr als 15 000 km schmerzfrei joggen [67].

Sportempfehlungen für operierte Skoliosepatienten

Die Sportempfehlung hängt sowohl von der Art des implantierten Materials, von der Restkrümmung und von der Länge der durchgeführten Spondylodese ab. Die Festlegung sollte daher vom Operateur ein Jahr nach der Spondylodese erfolgen. Auf jeden Fall sind neben den Sportarten mit Stauchbelastung (s. o.) auch sportliche Aktivitäten, bei denen es zu Stürzen (Reiten, Eishockey, Fußball) kommt oder bei denen eine vermehrte Wirbelsäulenbeweglichkeit notwendig ist (Turnen, Delfinschwimmen, Flop-Hochsprung), ungünstig.

Sport nach einer dorsalen Aufrichtungs-Spondylodese bei Kyphose
Bei 10 Patienten mit einem M. Scheuermann (Alter: 15 –33 Jahre) und einer Kyphose von mindestens 65° nach Cobb wurde eine Aufrichtungs-Spondylodese durchgeführt. Bei der Nachuntersuchung (im Mittel 9,6 Jahre nach der OP) beurteilten acht der zehn Patienten ihre körperliche Leistungsfähigkeit als besser im Vergleich zu dem Zustand vor der Operation. Die Vitalkapazität verschlechterte sich allerdings um 10 %, obwohl die Sportausübung nach der Operation nicht gemindert war. Neun der operierten Patienten übten Sportarten wie Gymnastik, Schwimmen, Radfahren, Wandern, Leichtathletik, Tischtennis, Ballsport und Badminton aus. Ein Patient konnte postoperativ sogar weiterhin als Schwimmer am Leistungssport teilnehmen [61].

2.8 Bandscheibe und Sport

Eine gesunde Bandscheibe kann durch eine starke Kompressionskraft nicht geschädigt werden. Bei der Kompression von Segmenten der Lendenwirbelsäule bricht immer der Lendenwirbelkörper. Eine Verletzung des Faserringes der Bandscheibe oder ein Vorfall von Bandscheibengewebe werden dagegen nie beobachtet [68]. Das Ergebnis ist unabhängig davon, ob es sich um eine einmalige oder wiederholte Belastungen handelt. Die Überlastung führt zu einer irreversiblen Eindellung der Grund- oder Deckplatten der Wirbelkörper, gelegentlich verbunden mit dem Eindringen von Bandscheibengewebe in die Spongiosa.

Nur bei Hyperflexion (Vorbeugung über die physiologische Grenze hinaus) und gleichzeitig hoher axialer Belastung kann das dorsale Band reißen und der Anulus fibrosus sich lösen [69]. Dieser Mechanismus kann den durch einen Unfall hervorgerufen Bandscheibenvorfall erklären: Beim mißglückten Abgang von einem Turngerät tritt beispielsweise eine hohe Belastung beim Auftreffen auf den Boden bei gleichzeitiger Hyperflexion des Körpers auf.

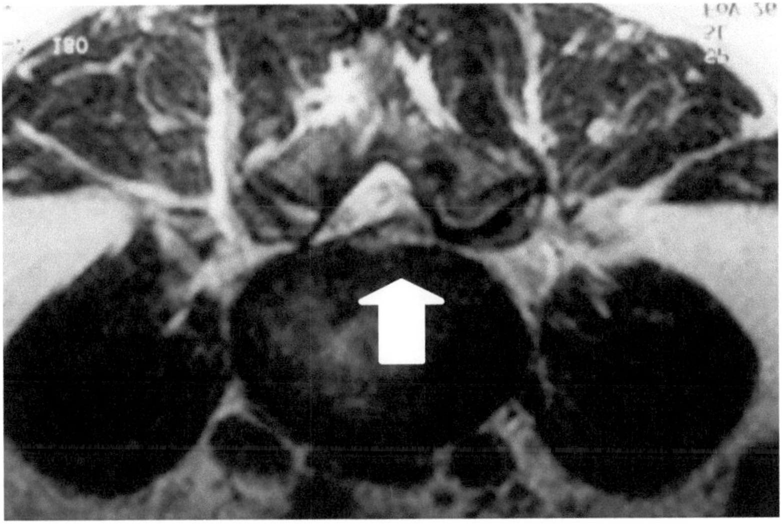

Abb. 3

Linkslateraler Bandscheibenprolaps(s. Pfeil) in Höhe Lendenwirbelkörper 4/5 bei einem 38-jährigen Volleyballer der Landesliga, der wegen Schmerzen in der Wirbelsäule ein intensives Rumpfmuskel-Krafttraining in einem Fitnessstudio durchgeführt hatte (Übungsform s. Abb. 4).

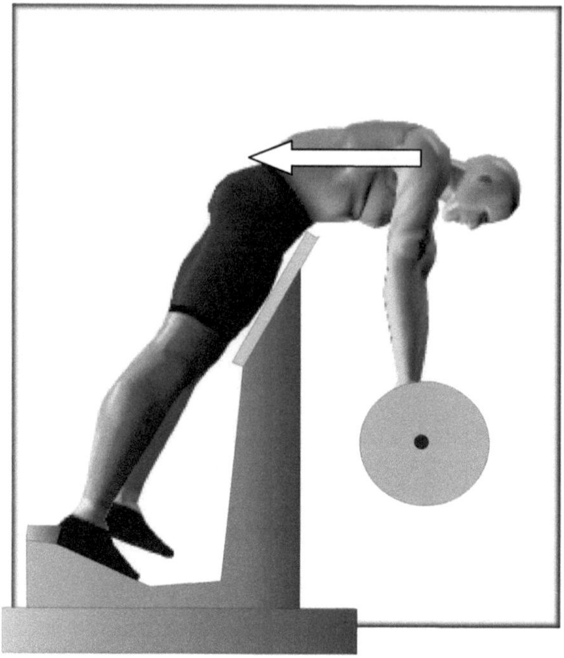

Abb. 4

Übungsform "Kreuzheben" (Beugung, Rundrückenbildung und Belastung der Lendenwirbelsäule durch starken Zug der Rückenaufrichtmuskulatur – s. Pfeil) in einem Fitnessstudio, bei der es bei dem in Abb. 3 erwähnten Volleyballer es zu einem Bandscheibenvorfall kam. Kein Gewichtheber und kein normaler Mensch würde in dieser Position eine Last anheben.

Bei chronischer Überlastung über viele Jahre kann eine Schädigung der Bandscheiben eintreten. Während Neugebauer bei älteren Gewichthebern keine chronischen Schäden an den Bandscheiben fand [42], stellten *Granhed* und *Morelli* bei 62 % einer ähnlichen Gruppe Bandscheibenerniedrigungen fest [70].

Bandscheibenbelastung bei Torsionsbewegungen

Die Drehbewegung des Rumpfes scheint ein in der menschlichen Bewegung natürliches Element zu sein [71]. Beim Anheben einer Last erfolgt zunächst eine kleine Rotationsbewegung des Rumpfes. Dadurch wird die Last beschleunigt und näher an den Körper herangebracht. Je schwerer die gehobene Last, desto größer auch die Rotationsbewegung [72].

In aufrechter Position haben die Wirbelsegmente der LWS eine Torsionsbeweglichkeit von 2° - 3°.Die Wirbelgelenke grenzen einen weiteren Bewegungsausschlag ein. Bei intakten Facettengelenken reicht der Bewegungsumfang von etwa 2 Grad im lumbalen Bereich nicht aus, um den Anulus fibrosus zu schädigen. Wahrscheinlich kann auf diese Weise kein Bandscheibenvorfall hervorgerufen werden [68].

Während beim Vorbeugen im Stand keine Änderung der Rotationsbeweglichkeit auftritt (Muskelaktivität erhöht?), **vergrößert** sich die Rotationsbeweglichkeit allerdings **im Sitzen** auf 9° - 11°, je nach Sitzposition. Weil nun schon bei einer wiederholten Rotationsbewegung von 7° in vitro eine Läsion im dorsalen Teil des Anulus fibrosus auftreten kann, ist es denkbar, dass eine Torsionsbelastung im Sitzen die Bandscheibe schädigen kann [73].

Etwa 35 % - 50 % der Torsionskräfte auf ein Wirbelsegment werden durch den Anulus fibrosus übertragen, die restlichen Kräfte werden über die Wirbelgelenke geleitet. Bei intaktem Bandscheibenfaserring ist eine problemlose Kraftübertragung möglich, nicht aber bei degenerativen Veränderungen: Hier führen die Torsionskräfte zu größeren Scher- und Zugbelastungen des Faserringes [74].

Bei degenerativen Veränderungen reichen schon Alltagsbelastungen aus, um den spröden und teils eingerissenen Anulus fibrosus weiter einreißen zu lassen. Auch alle anderen pathologischen Veränderungen wie eine spinale Stenose, Gefügelockerungen, knöcherne Randzacken, Bandscheibenvorwölbungen oder -vorfälle, Wirbelgelenksarthrosen u. v. a. haben eine starke Veränderung der normalen Biomechanik zur Folge.
Reaktive Veränderungen zwischen Bandscheibe und Wirbelgelenken, später auch zwischen Bandscheiben und den Endplatten der Wirbelkörper, schränken die ursprüngliche Funktion

und Belastbarkeit deutlich ein. Hier können Torsionskräfte, wie sie auch im Alltag auftreten, zu weiteren Schäden führen [74].

Bandscheibenschäden durch wiederholte Flexions-Extensionsbewegungen?

Eine ständige Flexions-Extensionsbewegung der LWS kann zu Rückenbeschwerden und zu Wirbelsäulenschäden führen. Bei Leistungsschwimmern mit einer Monofinne (Alter: 16 - 23 Jahre) klagten 45 % über aktuelle Lumbalgien. 78,5 % dieser Sportler mit Rückenbeschwerden und 52,9 % der Schwimmer ohne Beschwerden hatten radiologische Veränderungen der Wirbelsäule. Darunter waren Spondylolysen mit 13 % vertreten [75]. Auch bei Segler, die ihr Boot ausreiten müssen und dabei ständig Pendelbewegungen des Oberkörpers beim Sitzen auf der Bordkante ausüben, haben eine verstärkte Flexions-Extensionsbewegung im Bereich der unteren LWS. 37 % der Segler klagten über lumbale Beschwerden vor allem bei Starkwind, allerdings hatten 40 % dieser Gruppe schon vor Beginn des Segelns Beschwerden oder Wirbelsäulenveränderungen [76].

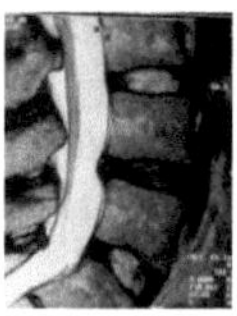

Abb. 5

24 - jährige Sportlerin, die im Alter von 6 bis 16 Jahren ein intensives Leistungstraining im Turnen (Flick-Flack etc.) durchgeführt hatte. Seit einem halben Jahr klagt sie über Rückenschmerzen, insbesondere bei Kyphosierung. Im Liegen tritt ein Taubheitsgefühl am rechten Oberschenkel auf. Das NMR zeigt einen gedeckten Prolaps LW4/5 bei degenerierter Bandscheibe.

Die degenerative Bandscheibe und Sport

Liegt eine beginnende Bandscheibenprotrusion vor, so kann die Bandscheibe durch die starke Kyphosierung nach dorsal gedrückt werden und somit mehr Beschwerden verursachen. Ein ähnlicher Mechanismus ist bei subligamentären Sequestern oder nach einer frischen

Bandscheibenoperation zu erwarten. Auch ein nach kranial sequestrierter Bandscheibenprolaps bereitet vermehrt Beschwerden, wenn bei Vorneigung des Rumpfes die darüber verlaufende Nervenwurzel unter Spannung gerät. Wenn dann nach einer längeren Zeit die Sequesteranteile mit der Nervenwurzel verkleben, wird nun bei Vorneigung ein Zug auf die Nervenwurzel ausgeübt, der ebenfalls Beschwerden hervorrufen kann.

Aber auch andere degenerative Veränderungen werden durch eine kyphotische Haltung verschlimmert. Im mittleren und fortgeschrittenen Alter tritt eine Reduktion des normalen Hohlkreuzes oder sogar eine Krümmung nach hinten (lumbale Kyphose) auf, bedingt durch Bandscheibendegeneration und andere degenerative Wirbelsäulenveränderungen. Die Röntgenaufnahmen zeigen eine Verschmälerung der Zwischenwirbelräume, einen Verlust der sakralen Winkelbildung und/oder eine Verkeilung der Wirbelkörper. Diese Patienten gehen häufig in leicht vorgebeugter Haltung, besonders bei Ermüdung. Durch spezielle Messungen konnte eine - im Vergleich zur Bauchmuskulatur - deutliche Schwäche bzw. Atrophie der Rückenstreckmuskulatur bis hin zur fettigen Degeneration festgestellt werden [27]. Ein häufiges Training in kyphosierender Haltung, wie beispielsweise das Rennradfahren, ist hier nicht empfehlenswert.

2.9 Wirbelsäule und "Bagatell-Trauma"

Verletzungen und chronische Schäden der zervikalen Bandscheibe werden durch Überlastungen oder ständige Traumen beim Football, Rugby, Turnen, Ringen, Judo, Boxen, Gymnastik und Wassersprung ausgelöst[64]. Meist ist das 5. und 6. zervikale Segment betroffen [77]. 10 % aller Distorsionen beim Sport entfallen auf die Halswirbelsäule (HWS). Möglicherweise hängen die mehr oder weniger starken HWS-Distorsionen mit den osteochondrotischen und spondylarthrotischen Veränderungen bei Ringern, Judokas und Turnern zusammen [64]. Bei 25 % einer Gruppe von Ringern im Alter von 39 - 62 Jahren konnten alte Wirbelfrakturen festgestellt werden, die zwar ausgeheilt waren, aber bei fast allen Ringern zu aktuellen Beschwerden führten [70].

Distorsionen der LWS werden beim Rudern, Trampolinspringen und Hochsprung beschrieben..

Vor allem Ruderer klagen über häufige Episoden mit Rückenschmerzen [78].

Traumatische Stauchbelastungen im Sinne von Stürzen auf das Gesäß (z.B.: Eiskunstlaufen, Turnen, Fußball, Skateboard, Snowboard) bzw. Quetschungen des Rumpfes (Bande beim

Eishockeyspiel) können an der jugendlichen Wirbelsäule Schäden wie Bandscheibendegeneration oder Vorfälle, bzw. Endplattenveränderungen der Wirbelkörper auslösen [79]. Die jugendliche Wirbelsäule ist gegen Traumata sehr empfindlich [79].

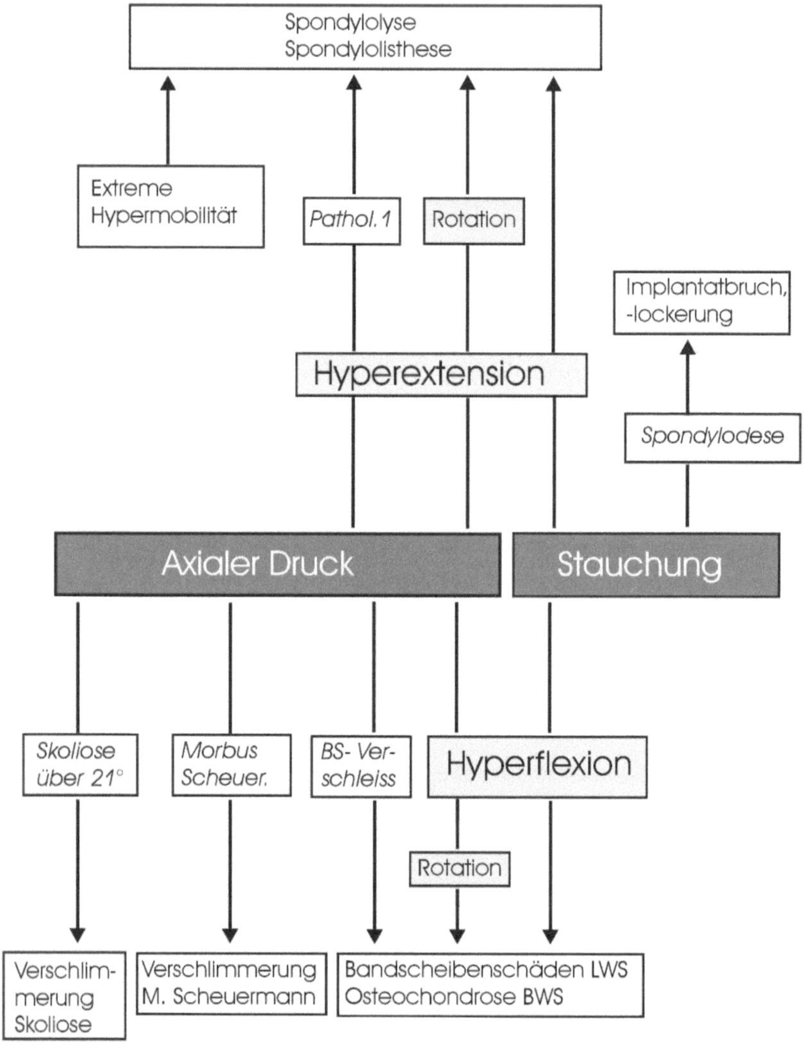

Abb. 6

(zu Abb. 6) Wirbelsäulenschäden, die bei axialem Druck und zusätzlichen Bewegungen der Lendenwirbelsäule (hellgraue Kästen) auftreten können. Schon allein eine starke axiale Stauchkraft (z.B.: Sturz auf das Hinterteil [79]) führt bei Hyperextension [58] oder Hyperflexion [80] der LWS zu Schäden. Bei mäßiger axialer Kraft ist zusätzlich noch ein weiterer Faktor, wie etwa eine pathologische Veränderung oder eine Rotation notwendig, um eine Spondylolyse [45] oder Bandscheibenschaden [73] hervorzurufen. "Pathol.1" bedeutet die folgenden pathologischen Veränderungen: Assimilationsstörungen im lumbosacralen Übergang, enchondrale Dysostosen, Spondylolyse oder Spondylolisthese [47]. (Weitere Literatur s. [48] [59] [66]).

3. Folgerungen für die Sportpraxis

Als Ursache für die erhöhte Rate von pathologischen Befunden bei Sportlern ist die erhöhte mechanische Belastung der Wirbelsäule bei kindlichen und jugendlichen Sportlern anzusehen. Zur Vermeidung bleibender Schädigungen sollten Sportärzte und Trainer eine gezielte Beratung über die Tauglichkeit und Risiken im Hinblick auf die einzelne Sportart durchführen und evtl. auch eine Auslese unter den jungen Sportlern treffen [36] [46].

3.1 Analyse der individuellen Wirbelsäulenbelastbarkeit

In Anlehnung an die Richtlinien zur Vermeidung bandscheibenbedingter Berufskrankheiten ist eine Untersuchung jedes Sportlers sinnvoll, um eventuelle Risikofaktoren aufzudecken, die bei verstärkter Belastung zu einem Wirbelsäulenschaden führen könnten. Dazu würden beispielsweise der Rundrücken, die Skoliose, Spondylolyse, Olisthesen, asymmetrische Übergangswirbel und nicht ausgeglichene Beinlängendifferenzen gehören [81].

Auch die Belastbarkeit der Bandscheiben und – vor allem auch beim jugendlichen Sportler - der Grund- und Deckplatten der Wirbelkörper ist nicht bei allen Sportlern gleich hoch. So war bei Jugendlichen, die wegen eines Bandscheibenvorfalles schon vor dem 19. Lebensjahr operiert werden mussten, eine familiäre Disposition erkennbar [82].

Bei folgenden Varianten sollte beispielsweise vom Leistungsturnen abgeraten werden [47]:

- Assimilationsstörungen im lumbosacralen Übergang

- Spondylolyse oder Spondylolisthese
- M. Scheuermann
- Schweren Skoliosen
- Enchondralen Dysostosen

Die individuellen Formen und Haltungsvarianten der Wirbelsäule, sowie auch die Beweglichkeit der Wirbelsegmente sollten ebenfalls geprüft werden. Schon bei jungen Menschen lassen sich Areale der Wirbelsäule feststellen, die im Vergleich zu den benachbarten Wirbelsegmenten stark in ihrer Beweglichkeit eingeschränkt sind. Eine deutliche, meist komplett fixierte Kyphose der Brustwirbelsäule hat regelmäßig eine Hyperlordose der LWS zur Folge. Hier wäre eine Übungsfolge mit verstärkter Extension (Flick-Flack beim Bodenturnen, Schmettern beim Volleyball, Speerwerfen) auf Dauer schädlich, weil die lumbalen Segmente übermäßig aufgeklappt werden müssen.
Bei weiblichen Sportlern ist die Flexibilität der Wirbelsäule, vor allem was die Rückneigung betrifft, deutlich höher als bei den männlichen. Dies hat eine harmonischere Wirbelsäulenbewegung zur Folge, wodurch die niedrigeren Raten der Spondyloyse der Frauen bei einigen - aber nicht allen -Untersuchungen erklärt würden (s. Tab. 1).

Auch die "Tagesform" der Wirbelsäule ist bei der Belastbarkeit zu berücksichtigen:
Bei aufrechter Haltung im Laufe des Tages verliert die Bandscheibe an Höhe (im Bereich der unteren LWS 11 %), was durch einen Flüssigkeitsverlust und ein leicht verstärktes Vorwölben des Bandscheibenringes bedingt ist [83]. Ein Größenverlust bis zu 2 cm ist möglich [84]. Dadurch verändert sich das biomechanische Verhalten des Wirbelsegmentes, möglicherweise tritt sogar eine erhöhte Vulnerabilität des Segmentes ein [85]. Es ist daher nicht sinnvoll, belastende Übungen für die Wirbelsäulen nach einem körperlich anstrengendem Arbeitstag oder einem Kraft- bzw. Ausdauertraining durchzuführen.

Trotz aller Überlegungen bleibt es auch bei einer gründlichen Untersuchung mit Einbeziehung von Röntgenbefunden schwierig, eine Aussage über die individuelle Eignung und Widerstandskraft der Wirbelsäule gegenüber zukünftiger beruflicher bzw. sportlicher Belastungen zu treffen [86].

3.2 Analyse der schädigenden Belastungen und Bewegungen

In Zusammenhang mit der Belastung der Wirbelsäule darf nicht unerwähnt bleiben, dass auch bestimmte Berufsgruppen von häufigen Rückenschmerzen betroffen sind. So klagen 52 % der am Krankenhaus tätigen Krankenschwestern über Beschwerden im Bereich der Wirbelsäule, während nur 20 % des Personals, welches vorwiegend nur seelische Betreuung wahrnimmt, Rückenschmerzen hatte [87]. Gerade im beruflichen Bereich gibt es Körperhaltungen und Bewegungsabläufe, die sich nachteilig auf die Ernährung und Biomechanik der Bandscheiben auswirken. Schweres Heben und Tragen, Arbeiten in Rumpfbeugehaltung oder bei sitzender Tätigkeit auf Geräten mit Ganzkörperschwingungen können über lange Jahre zu berufsbedingten Schäden an der Wirbelsäule führen [81].

Es ist daher sinnvoll, auch die Sportarten im Hinblick auf das Risikoprofil für die Wirbelsäule zu untersuchen (s. Abb. 6). Sportarten mit extremer Hyperextension und Rotation der LWS sind beispielsweise Turnen, Ballett, Gewichtheben, Ringen, Fußball, Gewichtheben und einige Disziplinen der Leichtathletik [88].

Beim Riemenrudern tritt eine leichte Rotation der Lendenwirbelsäule auf, die gelegentlich zu Beschwerden führen könnte [89]. Riemenrudern kann wegen der einseitigen Körperbelastung nicht empfohlen werden, Körperasymmetrien sind häufig. Skull-Rudern ist dagegen zu empfehlen. Selbst bei einigen Wirbelsäulenerkrankungen kann gerudert werden, allerdings müssen Einschränkungen bei akuten Beschwerden (M. Scheuermann, s.o.), entzündlichen oder chronischen Prozessen der Wirbelsäule gemacht werden. Bei manchen Bandscheibenkrankheiten würde schon die Sitzposition Beschwerden hervorrufen. Beinverkürzungen über 0,5 cm sollten beim Rudern ausgeglichen und eine verkürzte ischiokrurale Muskulatur gedehnt werden [89].

Gerade beim Sport treten häufig Kompressionskräfte auf die Wirbelsäule in extremen Extensions- oder Flexionshaltungen auf. So wurde bei Bodenübungen (Überschlag vorwärts, rückwärts etc.) eine bis zu 10-fach höhere axiale Kompressionskraft als das Körpergewicht gemessen, verbunden mit einer - je nach durchgeführter Übung mehr oder weniger - starken Lordosierung der Lendenwirbelsäule [90].

Für die Wirbelsäule besonders belastende leistungssportliche Anforderungen sind (Literatur s. [54]):

- Vor-Seit-Rückbeugen mit überbetonter Lendenlordose
- Stauchungen bei Sprüngen, Überschlägen, Überschläge bei Hand-Fußwechsel
- vielfältige Figuren gemischt mit kraftvollen Torsionen
- Hand- und Kopfstand mit nach hinten federnden Beinen
- Krafttraining für die Rückenmuskulatur mit Federung in Hyperlordose
- Hanteltraining im Stehen mit lordosierter LWS
- verpatzte Eintauchphasen beim Wasserspringen.

Beim Aufkommen nach einem Sprung ist es entscheidend, ob die Bremskräfte durch eine weiche Federung der Beine gemindert werden können. So sind die Stauchkräfte nach einem Niedersprung aus 50 cm Höhe bei hartem Aufsprung (= gestreckten Beinen) vier Mal so hoch wie bei weichem, federnden Aufsprung. Beim Sturz auf das Gesäß sind die Kräfte sogar zehn Mal höher und wirken direkt auf die Wirbelsäule [91].

Noch schlimmer für die Wirbelsäule sind Aufsprünge oder Stolperbewegungen, die unerwartet auftreten und keine Möglichkeit zum Abfedern bieten. Bei einem plötzlichen und unerwarteten experimentellen Fall aus 3 oder 5 cm Höhe wirkt ein plötzlicher Kraftstoß auf den lumbosacralen Übergang ein mit einer Beschleunigung von mehr als dem 8-fachen der Erdbeschleunigung. Derartige Kräfte, die bei einer missglückten Landung nach einer Turnübung oder einem Sprung auftreten können, begünstigen das Entstehen einer Spondylolyse [56]. Daher ist die Richtlinie, dass Turner "im aufrechten Stand" landen sollten, medizinisch unsinnig, weil das elastische Abfedern durch die Beingelenke damit unterbunden wird.

Fahrrad fahren und Wirbelsäule

Beim Fahren auf dem Fahrrad ist es nicht immer richtig, mit ganz aufrechtem Oberkörper zu fahren. Vielmehr reduziert sich die Bandscheibenbelastung, wenn das Oberkörpergewicht durch Abstützen der Oberarme auf dem Lenker verringert wird. Daher kann es für Patienten mit einem länger zurückliegenden Bandscheibenvorfall durchaus sinnvoll sein, mit nach vorn geneigtem Oberkörper zu fahren.

Wichtig ist auch hier, bei jedem einzelnen Fahrradfahrer die individuelle Neutralposition zu finden und durch therapeutische Übungen zu stabilisieren [92]. Das häufige Wechseln der Handposition am Lenker, leichte Beugung im Ellenbogengelenk und wechselnde Kopfhaltungen verringern eventuell auftretende Rückenschmerzen, vor allem wenn ein Wirbelgelenkverschleiß vorliegt.

Der Lenker nimmt eine wichtige Funktion bei der Entlastung der Wirbelsäule ein:
Immerhin wird bei Rennradfahrern ein Drittel des Körpergewichtes durch die Arme getragen [93].

Ein konventioneller Rennlenker sollte in Höhe des Sattels oder 5 cm darüber legen. Tiefer liegende Lenker ermöglichen zwar eine günstige aerodynamische Haltung, führen aber zur Überstreckung und damit zu Beschwerden der Halswirbelsäule. Ein zu kurzer Abstand von Lenker und Sattel bewirkt eine verstärkte Lendenwirbel-Kyphose, ein zu langer eine verstärkte Halswirbel-Lordose. Günstigster für die Wirbelsäule ist die Möglichkeit zum Haltungswechsel, etwa mit einem Lenker, bei dem die Oberkörperhaltung mehrfach variiert werden kann. Dazu kann auch ein Triathlonvorbau geeignet sein. Beim Triathlonlenker wird das ganze Oberkörpergewicht auf den Lenker übertragen, so dass im Bereich der Lendenwirbelsäule kaum noch ein Bandscheibendruck vorhanden ist (s. Abb. 7). Diese Radposition kann also durchaus vorteilhaft für Sportler mit Wirbelsäulenschmerzen sein.
Allerdings muss der Radfahrer den Kopf sehr weit in den Nacken legen, wenn er geradeaus schauen will, was wiederum Halswirbelsäulenbeschwerden hervorruft.

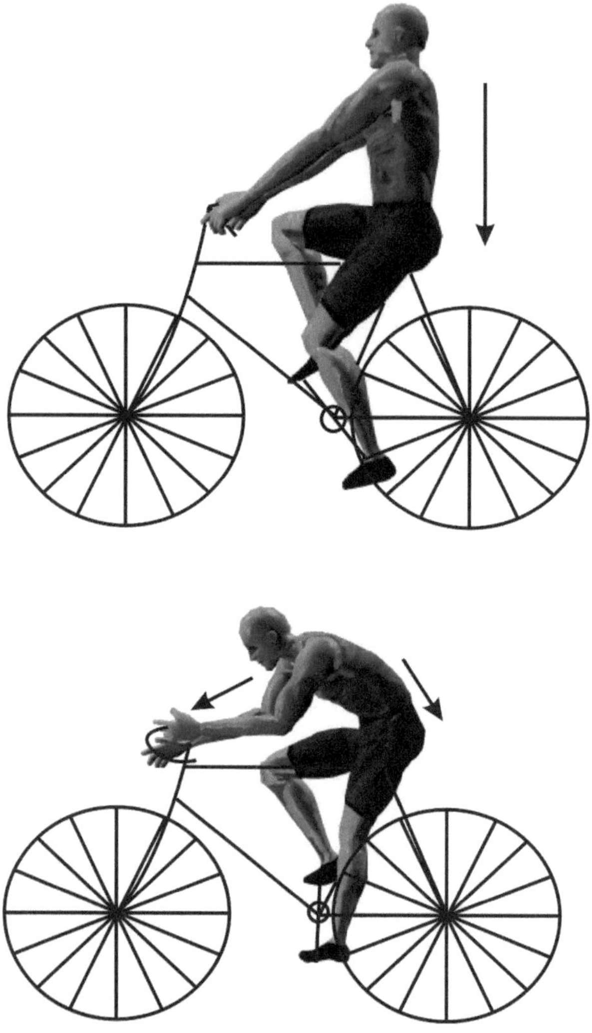

Abb. 7

Eine aufrechte Haltung beim Radfahren, etwa mit Hilfe eines sog. „Gesundheitslenkers" gewährleistet eine lotrechte Belastung der Wirbelsäule. Allerdings sitzt das gesamte Oberkörpergewicht direkt auf der unteren Lendenwirbelsäule (Pfeil). Damit ist eine hohe axiale Last auf die Lendenwirbelsäule verbunden. In der Rennhaltung wird zwar die

Wirbelsäule kyphosiert, ein Drittel des Körpergewichtes wird aber auf den Lenker übertragen. Beim Triathlonlenker ist diese Entlastung noch größer.

Zuletzt sei darauf hingewiesen, dass Spondylolysen und Spondylolisthesen - aber auch die meisten anderen Wirbelsäulenveränderungen - vielen aktiven Sportlern keine Beschwerden bereiten [64]. Die relativ geringen schädlichen Veränderungen an der Wirbelsäule wiegen daher die vielfältigen positiven und präventiven Effekte einer regelmäßigen sportlichen Tätigkeit auf das Herzkreislaufsystem, auf den Knochen, auf den Stoffwechsel und die Muskulatur auf.

3.2.1 Haltung und Rückenschmerz

Nachemson (Nachemson, 1969) stellte fest, daß die Variation des Lumbosacralwinkels keine klinische Bedeutung hat, wenn sie zwischen 0 ° und 60 ° (bei Männern) bzw. 0 ° - 80 ° (bei Frauen) liegt. Dies läßt sich durch den klinischen Alltag bestätigen: Die Varianz der Wirbelsäulenformen ist ausgesprochen hoch und steht in keinem Zusammenhang mit den klinischen Beschwerden. Auch scheint die Kraft der Bauchmuskeln im Gegensatz zur allgemein gütligen Hypothese keinen Einfluß auf die Ausprägung der Hyperlordose zu haben (Suzuki & Endo, 1983).

Zwar scheint es trotz intensiver therapeutischer Bemühungen fast unmöglich, Patienten eine andere Körperhaltung bzw. andere Beckenkippung anzutrainieren (Nachemson, 1969). Andererseits sind schon kleine Änderungen der Haltung und der Wirbelsäulenstatik häufig schmerzlindernd. Es ist daher sinnvoll, pathologische Wirbelsäulenformen therapeutisch durch Muskeltraining und Dehnungsübungen zu kompensieren.
Auch später ist ein derartiges Trainingsprogramm zur Haltungsverbesserung angezeigt: Die Wirbelsäule ändert im Laufe des Lebens ihre Form und Statik, wobei **Fehlformen** wie Skoliosen **verstärkt** werden können. Im mittleren und fortgeschrittenen Alter tritt eine Reduktion des normalen Hohlkreuzes oder sogar eine lumbale Kyphose auf, bedingt durch Bandscheibendegeneration und andere degenerative Wirbelsäulenveränderungen [Takemitsu, 1988 #117]. Die Röntgenaufnahmen zeigen eine Verschmälerung der Zwischenwirbelräume, einen Verlust der sacralen Winkelbildung und/oder eine Verkeilung der Wirbelkörper. Diese Patienten gehen häufig in leicht vorgebeugter Haltung, besonders bei Ermüdung. Durch spezielle Messungen konnte eine - im Vergleich zur Bauchmuskulatur - deutlich Schwäche

bzw. Atrophie der Rückenstreckmuskulatur bis hin zur fettigen Degeneration festgestellt werden (Takemasa *et al.*, 1995).

Therapeutische Ziele zur Verbesserung der Haltung:

- Bei Schmerzen wird die Übungsbehandlung nach den Schmerzangaben des Patienten ausgerichtet. Dabei lernt der Patient, seine Wirbelsäule in einer "**Neutralposition**" zu bringen. Diese Neutralposition entspricht der Haltung mit dem geringsten Schmerz, der geringsten biomechanischen Belastung und dem niedrigsten Risiko eines erneuten Bandscheibenschadens (Wheeler & Hanley, 1995).
- Bei Fehlhaltungen, die außerhalb der normalen Varianz liegen und die für die Schmerzen ursächlich sind, sollten Korrekturen in Richtung Neutralposition erfolgen.

Von der Neutralposition aus spannt der Patient seine Muskeln isometrisch wie ein Korsett an. Somit stabilisiert, kann der Patient lernen, die Extremitäten mit oder ohne Gewichte zu trainieren (Wheeler & Hanley, 1995)

Korrespondenzautor

Dr. Christoph Schönle
Arzt für Orthopädie, Chirotherapie, Rehabilitative und Physikalische Medizin, Sportmedizin, Sozialmedizin, Osteopathie (L1)
Klinik Lindenplatz
Weslarner Str. 29
59505Bad Sassendorf
Tel.: 02921 5014326

Abbildungen

Glossar

Anulus fibrosus = Bandscheibenfaserring
Bagatell-Trauma = leichte Verletzung
Calcaneus = Fersenbein
Dysplasie = angeborene Minder- oder Fehlanlage
Enchondrale Dysostosen = angeborene Fehlentwicklungen des Knorpel-Knochenwachstums
Facetten = Wirbelgelenkanteile
Floride = Krankheit im aktiven Stadium
Hemisakralisation = teilweise mit dem Kreuzbein verwachsen
Hyperflexion = maximale Vorbeugung der Wirbelsäule
Hyperextension = maximale Rückneigung der Wirbelsäule
Hyperlordosierung = verstärkte Hohlkreuzbildung
Hypermobilität = Überbeweglichkeit
Hypomobilität = geringe Beweglichkeit
Hypoplasie = Minderanlage
Idiopathisch = ohne bisher bekannte Ursache
Iliosakralfuge = Iliosakralgelenk = gelenkige Verbindung von Kreuzbein und Beckenschaufel
Interartikularportion = knöcherne Verbindung der Wirbelgelenke mit dem Wirbelkörper
ischiokrurale Muskulatur = Muskeln an der Rückseite des Oberschenkels
kardiopulmonal = Herz-Kreislauf betreffend

kaudal = in Richtung Sitzbein weisend

Kyphose = vermehrte Rundrückenbildung

Ligamentär = die Bänder betreffend

Lordose = Hohlkreuz

Lordosierung = Hohlkreuz bildend

Lumbal = im Lendenwirbelsäulenbereich

lumbosacraler Übergang = Übergang von der Lendenwirbelsäule zum Kreuzbein

M. (Morbus) Baastrup = Knöcherner Kontakt der Dornfortsätze der Wirbelkörper

M. (Morbus) Bechterew = Krankheit der Wirbelsäule aus dem rheumatischen Formenkreis

M. (Morbus) Scheuermann = Knochenerkrankung der jugendlichen Wirbelsäule

M. (Muskulus) erector spinae = Aufrichte-Muskel der Wirbelsäule

M. (Muskulus) quadratus lumborum = Muskel zwischen Beckenkamm und unteren Rippen

Nearthose = Falschgelenk

Nearthrose beim hypertrophen Querfortsatz = Falschgelenk eines Querfortsatzes mit dem Kreuzbein

Neurofibromatose = Krankheit der Nerven

Orthese = Schiene, Korsett

Osteochondrose = Verschleißerscheinung der Wirbelsegmente

Osteomalazie = Knochenkrankheit

Osteoporose = Knochenschwund

paraspinale Muskulatur == Muskeln, die neben der Wirbelsäule verlaufen

progredient = fortschreitend

Prolaps = Vorfall (der Bandscheibe)

Protrusion = Vorwölbung (der Bandscheibe)

Redressierend = aufrichtend

Sakrum = Kreuzbein

Schmorl´sche Knötchen = Einbrüche in die Deck- oder Grundplatte eines Wirbelkörpers

Sequester = abgerissener Bandscheibenvorfall

Sklerosierung = Verkalkung

Skoliose = seitliche Wirbelsäulenverkrümmung

Spina bifida = unvollständiger Schluss der Wirbelbögen

Spinale Stenose = Verengung des (knöchernen) Wirbelkanals

Spondylarthrose = Verschleiß eines kleinen Wirbelgelenkes

Spondylodese = operative Wirbelsäulenversteifung

Spondylolisthesis = Wirbelgleiten

Spondylolyse = Gefügelockerung

Spongiosa = Knochenbälkchen

Subligamentär = unter dem Band liegend

Syringomyelie = Krankheit des Rückenmarkes

Thorakal = zum Brutkorb gehörend

Trauma = Verletzung

Vulnerabilität = Verletzbarkeit

Literatur

1. **Coxhead, C.E., et al.,** ***Multicentre trial of physiotherapy in the management of sciatic symptoms.*** **Lancet, 1981. 1(8229): p. 1065-8.**
2. **Nachemson, A.,** ***Physiotherapy for low back pain patients. A critical look.*** **Scand J Rehabil Med, 1969. 1(2): p. 85-90.**
3. **Mayer, T.G.,** ***Rehabilitation of the patient with spinal pain.*** **Orthop Clin North Am, 1983. 14(3): p. 623-37.**
4. **van den Hoogen, H.M., et al.,** ***On the accuracy of history, physical examination, and erythrocyte sedimentation rate in diagnosing low back pain in general practice. A criteria-based review of the literature.*** **Spine, 1995. 20(3): p. 318-27.**
5. **Wheeler, A.H. and E.N. Hanley, Jr.,** ***Nonoperative treatment for low back pain. Rest to restoration.*** **Spine, 1995. 20(3): p. 375-8.**
6. **Hadler, N.M., et al.,** ***A benefit of spinal manipulation as adjunctive therapy for acute low-back pain: a stratified controlled trial.*** **Spine, 1987. 12(7): p. 702-6.**
7. **Koes, B.W., et al.,** ***The effectiveness of manual therapy, physiotherapy, and treatment by the general practitioner for nonspecific back and neck complaints. A randomized clinical trial.*** **Spine, 1992. 17(1): p. 28-35.**
8. **Schlumpf, U.,** ***Die Rückenschule.*** **Schweiz. Rdsch. Med., 1983. 72: p. 764 - 770.**
9. **Krämer, J. and A. Wilcke,** ***Spontanverlauf bei bandscheibenbedingten Erkrankungen.*** **Orthop. Praxis, 1988. 12: p. 728 - 731.**
10. **Schultz, U., et al.,** ***Verlauf konservativ behandelter akuter lumbaler Wurzelkompressionssyndrome.*** **Dtsch Med Wochenschr, 1986. 111(41): p. 1549-53.**

11. **Winten, G. and T. Wendt, *Ungewöhnliche, haltungsvariable Rückenschmerzen als Leitsymptom eines thorakalen Aortenaneurysmas.* Z Orthop Ihre Grenzgeb, 1995. 133(3): p. 202-6.**

12. **Kraemer, J., *Bandscheibenbedingte Erkrankungen.* 1986, Stuttgart, New York: G. Thieme Verlag.**

13. **Schnur, S., *Radikuläre und pseudoradikuläre Lambalsyndrome.* Münch. med. Wschr., 1991. 133: p. 304 - 307.**

14. **Tilscher, H. and M. Hanna, *Ursachen für schlechte Resultate nach Bandscheibenoperationen.* Manuelle Medizin, 1990. 28: p. 95 -100.**

15. **Hoffa, A., *Lehrbuch der orthopädischen Chirurgie.* 1898, Stuttgart: Ferdinand Enke Verlag.**

16. **Aaro, S. and C. Ohlund, *Scoliosis and pulmonary function.* Spine, 1984. 9: p. 220 - 222.**

17. **Heinrich, C.H., et al., *Bone mineral content of cyclically menstruating female resistance and endurance trained athletes.* Med Sci Sports Exerc, 1990. 22(5): p. 558-63.**

18. **Virvidakis, K., et al., *Bone mineral content of junior competitive weightlifters.* Int J Sports Med, 1990. 11(3): p. 244-6.**

19. **Block, J.E., et al., *Determinants of bone density among athletes engaged in weight-bearing and non-weight-bearing activity.* J Appl Physiol, 1989. 67(3): p. 1100-5.**

20. **Sabo, D., et al., *Beeinflussung der Knochenqualität durch extreme körperliche Belastung.* Z. Orthop., 1996. 134: p. 1 - 6.**

21. **Karlsson, M.K., O. Johnell, and K.J. Obrant, *Bone mineral density in weight lifters.* Calcif Tissue Int, 1993. 52: p. 212 - 215.**

22. **Karlsson, M.K., R. Hasserius, and K.J. Obrant, *Bone mineral density in athletes during and after career: a comparison between loaded and unloaded skeletal regions.* Calcif Tissue Int, 1996. 59(4): p. 245-8.**

23. **Tsai, S.C., C.H. Kao, and S.J. Wang, *Comparison of bone mineral density between athletic and non-athletic Chinese male adolescents.* Kao Hsiung I Hsueh Ko Hsueh Tsa Chih, 1996. 12(10): p. 573-80.**

24. **Alfredson, H., P. Nordstroem, and R. Lorentzon, *Bone mass in female volleyball players: a comparison of total and regional bone mass in female volleyball players and nonactive females.* Calcif Tissue Int, 1997. 60: p. 338 - 342.**

25. Risser, W.L., et al., *Bone density in eumenorrheic female college athletes.* Med Sci Sports Exerc, 1990. 22(5): p. 570-4.

26. McGill, S.M., D. Juker, and P. Kropf, *Quantitative intramuscular myoelectric activity of quadratus lumborum during a wide variety of tasks.* Clin. Biomechanics, 1996. 11: p. 170 - 172.

27. Takemasa, R., H. Yamamoto, and T. Tani, *Trunk muscle strength in an effect of trunk muscle exercise for patients with chronic low back pain.* Spine, 1995. 20: p. 2522 - 2530.

28. Farfan, H.F., *Form and function of the musculoskeletal system as revealed by mathematical analysis of the lumbar spine. An essay.* Spine, 1995. 20(13): p. 1462-74.

29. Harman, E.A., et al., *Intra-abdominal and intra-thoracic pressures during lifting and jumping.* Med Sci Sports Exerc, 1988. 20(2): p. 195-201.

30. Hemborg, B., et al., *Intra-abdominal pressure and trunk muscle activity during lifting. III. Effect of abdominal muscle training in chronic low-back patients.* Scand J Rehabil Med, 1985. 17(1): p. 15-24.

31. McGill, S., J. Seguin, and G. Bennett, *Passive stiffness of the lumbar torso in flexion, extension, lateral bending, and axial rotation.* Spine, 1994. 19: p. 696 - 704.

32. Kujala, U.M., et al., *Subject characteristics and low back pain in young athletes and nonathletes.* Med Sci Sports Exerc, 1992. 24(6): p. 627-32.

33. Nitzschke, E. and M. Hildebrand, *Die Epidemiologie des Rundrückens bei Schulkindern.* Z. Orthop., 1990. 128: p. 477 - 481.

34. Videman, T., et al., *Lifetime exercise and disk degeneration: an MRI study of monozygotic twins.* Medicine Science Sports Exercise, 1997. 29: p. 1350 - 1356.

35. Healy, J.F., et al., *Cervical and lumbar MRI in asymptomatic older male lifelong athletes: frequency of degenrative findings.* J Comput Assist Tomogr. 20(107 - 112).

36. Refior, H.J. and H. Zenker, *Wirbelsäule und Leistungsturnen. Wirbelkörper- und Bandscheibenveränderugen bei Kindern und Jugendlichen.* Munch Med Wochenschr, 1970. 112(11): p. 463-7.

37. Pollähne, W., *Ergebnisse der Wirbelsäulenlängsschnittauswertungen bei Hochleistungsturnern und Hochleistungsschwimmern aus radiologischer Sicht.* Deutsche Zeitschrift für Sportmedizin, 1991. 42.

38. Kujala, U., et al., *Low-back pain in adolescent athletes.* Med Sci Sports Exerc, 1996. 28(2): p. p165-70.

39. Arnold, H., *Kritisches zu den vertebralen Deutungen Schmorls unter dem Blickwinkel des "Kontorsionistenschadens.* Z. Orthop, 1956. 87: p. 186 - 205.

40. Schönle, C., *Detailed informations of segment motion by animated roentgenograms.* Transactions of the 10th conference of the European Orthopaedic Research Society, ISSN 1023-0599, 2000. 10: p. P - 79.

41. Van der Linden, S.M. and H. Fahrer, *Occurence of spinal pain syndrome in a group of apparently healthy and physically fit sportsmen (orienteers).* Scand J Rheumatology, 1988. 17: p. 475 - 481.

42. Neugebauer, H., *Sportschäden beim Gewichtheben.* Österreichisches Journal für Sportemdizin, 1974. 4: p. 5 - 14.

43. Neusel, E., et al., *Röntgenologische Langzeitbeobachtung bei Speerwerfern der Spitzenklasse.* Sportver.-Sportschad., 1987. 2: p. 76 - 80.

44. Jäger, K., *Geräteturnen und Wirbelsäule bei Leistungssportlern.* Sportarzt und Sportmedizin, 1969. 20: p. 110 - 116.

45. Konermann, W. and S. Sell, *Die Wirbelsäule - eine Problemzone im Kunstturnhochleistungssport.* Sportverl.-Sportschad., 1992. 6: p. 156 - 160.

46. Schwerdtner, H.P., N. Fohler, and E. Schmitt, *Vorschädigung oder Sportschaden der Wirbelsäule bei Hochleistungssportlern im Kunstturnen ?* Sportarzt und Sportmedizin, 1976: p. 155 -166.

47. Schwerdtner, H.P., F. Merz, and D. Böhmer, *Wirbelsäulenveränderungen nach langjährigem Kunstturntraining. Eine Verlaufskontrolle röntgenologisch erhobener Wirbelsäulenbefunde.* Deutsche Zeitschrift für Sportmedizin, 1981: p. 291 - 295.

48. Steinbrück, K. and H.W. Springorum, *Kontorsionisten und Wettkampfgymnasten - erworbene Hypermobilität.* Z. Orthop., 1980. 118: p. 751 - 760.

49. Endler, M., P. Haber, and W. Hofner, *Wirbelsäulenveränderungen und ihre Mechanopatholgie bei Leistungsruderern.* Z Orthop, 1980. 118(1): p. 91-100.

50. Menge, M., *Spondylolysen und Sport - wie hoch ist das Risiko der sportlichen Belastung für den Wirbelbogen?* Orthop.Praxis, 1987. 4: p. 259 - 265.

51. Junghanns, H., *Die Wirbelsäule unter den Einflüssen des täglichen Lebens, der Freizeit und des Sportes.* 1986, Stuttgart: Hippokrates Verlag.

52. Simper, L.B., *Spondylosis in Eskimo skeletons.* Acta Orthop Scand, 1986. 57: p. 78 - 80.

53. Weber, J., A. Czarnetzki, and A. Spring, *Paläopathologische Befunde der Wirbelsäule im frühen Mittelalter.* Dtsches Ärzteblatt, 2004. 101: p. B958 - 962.

54. Engelhardt, M., et al., *Spondylolyse und Spondylolisthesis und Sport.* Der Orthopäde, 1997. 9: p. 755 - 759.

55. Libson, J.L., I.Z. Nyska, and R.A. Bloom, *Spondylolysis in the upper lumbar spine.* J bone joint surgery, 1987. 69-B: p. 582 - 586.

56. Recknagel, S. and H. Witte, *Landung nach Sprüngen - falsche Technik begünstigt Spondylolyse.* Z Orthop, 1996. 154: p. 214 - 218.

57. Schmitt, E. and H.J. Jilke, *Die Bedeutung mechanischer Faktoren bei der Entstehung der Spondylolse,. Experimentelle Studien.* Z Orthop, 1982. 120(3): p. 354-7.

58. Suezawa, Y. and H.A.C. Jacob, *Biomechanische Untersuchungen an der Lendenwirbelsäule - zur Entstehung der Spondylolosthesis.* Z. Orthop., 1980. 118: p. 173 - 186.

59. Blazek, O., et al., *The incidence of morbus Scheuermann in sportsmen.* J Sports Med, 1986. 26: p. 55 - 59.

60. Van Linthoudt, D. and M. Revel, *Similar radiologic lesions of localized Scheuermann's disease of the lumbar spine in twin sisters.* Spine, 1994. 19: p. 987 - 989.

61. Daentzer, D., M. Schloz, and A. von Strempel, *Sport und körperliche Belastbarkeit nach Aufrichtungsspondylodese bei Patienten mit scheuemrann-Kyphose.* Sportver.-Sportschad., 1999. 13: p. 22 - 29.

62. Marymont, J.V., M.A. Lynch, and C.E. Henning, *Exercise-related stress reaction of the sacroiliac joint.* Am J Sports Medicine, 1986. 14: p. 320 -323.

63. Mau, H., *Scoliosis screening in West Germany and its pitfalls with scheuermann disease.* Arch Orthop Trauma Surg, 1985. 104: p. 201 - 206.

64. Rompe, G. and H. Krahl, *Sportschäden und Sportverletzungen. 1. Wirbelsäule und Becken.* Z. Orthop. 110, 1972: p. 100 - 107.

65. Götze, C., et al., *Sport bei idiopathiser Skoliose.* Orthop. Praxis, 2001. 37: p. 184 - 189.

66. Hopf, C., C. Felske-Adler, and J. Heine, *Empfehlungen zur sportlichen Betätigung von Patienten mit idiopathischen Skoliosen.* Z. Orthop., 1991. 129: p. 204 - 207.

67. Graham, C.E., *Painless jogging for 15 000 km after a lumbosacral stabilisation with screws and cement.* Med J Aust, 1982. 1: p. 389.

68. Brinckmann, P., *Injury of the annulus fibrosus and disc protrusions. An in vitro investigation on human lumbar discs.* Spine, 1986. 11(2): p. 149-53.
69. Adams, M.A. and W.C. Hutton, *Prolapsed intervertebral disc. A hyperflexion injury 1981 Volvo Award in Basic Science.* Spine, 1982. 7(3): p. 184-91.
70. Granhed, H. and B. Morelli, *Low back pain among retired wrestlers and heavyweight lifters.* Amercian J Sports Medicine, 1988. 16: p. 530 - 533.
71. Gregersen, G.G. and D.B. Lucas, *An in vivo study of the axial rotation of the human thoracolumbar spine.* J Bone Joint Surg [Am], 1967. 49(2): p. 247-62.
72. Trafimow, J.H. and G.B. Andersson, *Rotation of load during the prelift period.* Spine, 1991. 16(6 Suppl): p. S243-4.
73. Pearcy, M.J., *Twisting mobility of the human back in flexed postures.* Spine, 1993. 18(1): p. 114-9.
74. Farfan, H.F., et al., *The effects of torsion on the lumbar intervertebral joints: the role of torsion.* J Bone Joint Surg [Am], 1970. 52(3): p. 468-97.
75. Verni, E., et al., *Lumbar pain and fin swimming.* J Sports Med Phys Fitness, 1999. 39: p. 61 - 65.
76. Schönle, C., *Pain and joint stress in sailing.* Med. Sci. Res., 1993. 21: p. 875 - 880.
77. Kumano, K. and T. Umeyama, *Cervical disk injuries in athletes.* Arch Orthop Trauma Surg, 1986. 105: p. 223 - 226.
78. Roy, S.H., et al., *Fatigue, recovery, and low back pain in varsity rowers.* Med Sci Sports Exerc, 1990. 22(4): p. 463-9.
79. Kujala, U.M., et al., *Low-back pain in adolescent athletes.* Med. Science Sports Exercise, 1996. 28: p. 165 - 170.
80. Brinckmann, P., *[Strain on the intervertebral disk and vertebrae in stress].* Z Orthop, 1986. 124(1): p. 63-8.
81. Krämer, J., *Bandscheibenbedingte Erkrankungen als Berufskrankheit.* Arbeitsmed. Sozialmed. Umweltmed., 1994. 29: p. 70 - 74.
82. Matsui, H., et al., *Familial predisposition and clustering for juvenile lumbar disc herniation.* Spine, 1992. 17: p. 1323 - 1328.
83. Botsford, D.J., S.I. Esses, and D.J. Ogilvie-Harris, *In vivo diurnal variation in intervertebral disc volume and morhology.* Spine, 1994. 19: p. 935 - 940.
84. Tyrrell, A.R., T. Reilly, and J.D. Troup, *Circadian variation in stature and the effects of spinal loading.* Spine, 1985. 10(2): p. 161-4.

85. Leatt, P., T. Reilly, and J.G. Troup, *Spinal loading during circuit weight-training and running.* Br J Sports Med, 1986. 20(3): p. 119-24.

86. Bigos, S., J., et al., *A prospective evaluation of preemployment screening methods for acute industrial back pain.* Spine, 1992. 17: p. 922 - 926.

87. Harber, P., et al., *Occupational low-back pain in hospital nurses.* J Occup Med, 1985. 27(7): p. 518-24.

88. Schmitt, H., D.R.C. Brocai, and C. Carstens, *Long-term review of the lumbar spine in javelin throwers.* J Bone Joint Surgery, 2001. 83: p. 324 - 327.

89. Reifschneider, E., *Rudern*, in *GOTS-Manual Sporttraumatologie*, M. Engelhardt, B. Hintermann, and B. Segesser, Editors. 1997, Hans Huber Verlag: Bern, Göttingen, Toronto, Seattle.

90. Hall, S.J., *Mechanical contribution to lumbar stress injuries in female gymnasts.* Med Sci Sports Exerc, 1986. 18(6): p. 599-602.

91. Münchinger, R., *Funktionsstörungen der Wirbelsäule*. Die Wirbelsäule in Forsch8ng und Praxis, ed. H. ziterit inJunghanns. 1964, Stuttgart: Hippokrates Verlag.

92. Mellion, M.B., *Neck and back pain in bicycling.* Clin Sports Med, 1994. 13(1): p. 137-64.

93. Mitchell, J.A. and B.D. Adams, *Hand- und Handgelenksverletzungen.*, in *Sportverletzungen und Überlastungsschäden.*, P.A.F.H. Renström, Editor. 1997, Deutscher Ärzte Verlag: Köln.